BEI GRIN MACHT SICH IHR WISSEN BEZAHLT

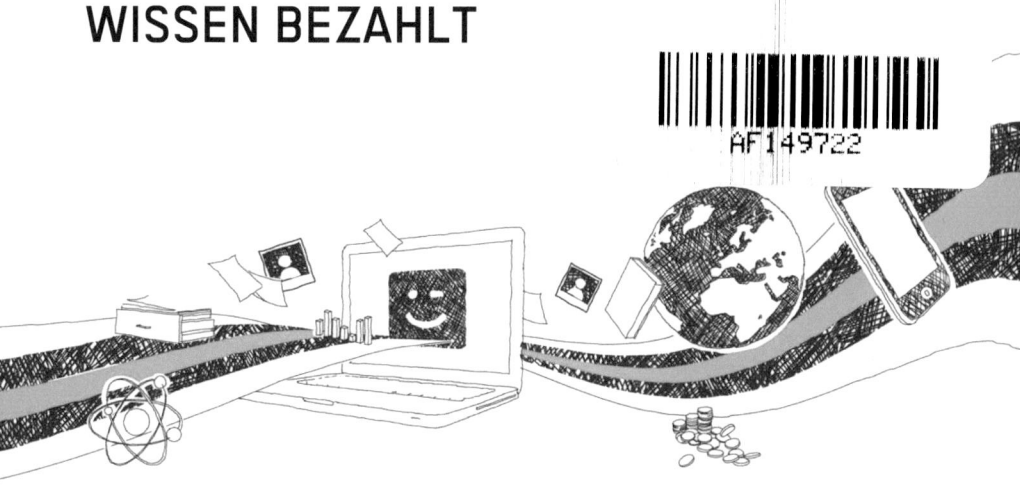

AF149722

- Wir veröffentlichen Ihre Hausarbeit,
  Bachelor- und Masterarbeit

- Ihr eigenes eBook und Buch -
  weltweit in allen wichtigen Shops

- Verdienen Sie an jedem Verkauf

Jetzt bei www.GRIN.com hochladen
und kostenlos publizieren

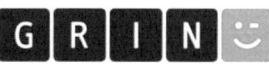

Bibliografische Information der Deutschen Nationalbibliothek:

Die Deutsche Bibliothek verzeichnet diese Publikation in der Deutschen National-
bibliografie; detaillierte bibliografische Daten sind im Internet über http://dnb.d-
nb.de/ abrufbar.

Impressum:

Copyright © 2014 GRIN Verlag, Open Publishing GmbH
Druck und Bindung: Books on Demand GmbH, Norderstedt Germany
ISBN: 9783668277977

Dieses Buch bei GRIN:

http://www.grin.com/de/e-book/338503/das-aktivitas-konzept-am-beispiel-eines-
bewegungsablaufes

Benjamin Schmidt

Das Aktivitas-Konzept am Beispiel eines Bewegungsablaufes

Unterstützung eines im Bett liegenden Patienten bei der Seitendrehung

GRIN Verlag

GRIN - Your knowledge has value

Der GRIN Verlag publiziert seit 1998 wissenschaftliche Arbeiten von Studenten, Hochschullehrern und anderen Akademikern als eBook und gedrucktes Buch. Die Verlagswebsite www.grin.com ist die ideale Plattform zur Veröffentlichung von Hausarbeiten, Abschlussarbeiten, wissenschaftlichen Aufsätzen, Dissertationen und Fachbüchern.

Besuchen Sie uns im Internet:

http://www.grin.com/

http://www.facebook.com/grincom

http://www.twitter.com/grin_com

Inhaltsverzeichnis

1. Das Aktivitas- Konzept am Beispiel eines Bewegungsablaufes

1.1 Behauptung: Alle Prinzipien treffen zu!

Anlass des folgenden Textes ist eine Hausarbeit in Modul 2/ Pflegewissenschaftliche Grundlagen im Fokus von Interaktion. Das Thema ist: Die Unterstützung eines im Bett liegenden Pat. bei der Seitendrehung und anschließend das Aufsetzen an der Bettkante. Die Behauptung, dass alle in der Vorlesung gelehrten Prinzipien auf diesen Bewegungsablauf zutreffen soll geprüft werden. Demnach ergibt sich folgende Fragestellung: Treffen alle Prinzipien auf diesen Bewegungsablauf zu?

1.2 Methodische Vorgehensweise, Relevanz

Ziel der Arbeit ist es den Bewegungsablauf detailliert zu beschreiben und die Prinzipien den einzelnen Bewegungsunterschritten zuzuordnen. Wenn ein Prinzip nicht zutrifft wird es begründet. Methodisch gliedert sich die Arbeit in mehrere Unterteilungsschritte, da es viele Bewegungsmöglichkeiten gibt. Einzelne Bewegungsmöglichkeiten werden mit Begründung favorisiert. Der Bewegungsablauf wird im Fließtext beschrieben und die Prinzipien tabellarisch zugeordnet. Anschließend wird eine Gesamtabwägung auf die Fragestellung gemacht, da es möglich ist, dass einzelne Prinzipien in den Unterschritten nicht zutreffen. Zur Bearbeitung der Fragestellung werden graue Literatur, Fachzeitschriften, Bücher und Datenbanken des Internets genutzt.

Falls die Behauptung verifiziert wird stellt sich die Frage nach der Relevanz für die pflegerische Praxis. Was ist das Aktivitas- Konzept und wo setzt es an? Nach *(Beckmann, Müller-Hesselbach 2013, 26-28)* ist das Aktivitas-Konzept orientiert an einem humanistischen Lebensbild und auf Aktivierung ausgerichtet. *„Im Konzept sind Aspekte der Kinästhetik, der Basalen Stimulation und anderer wahrnehmungsfördernder Konzepte enthalten und miteinander verknüpft."* *(Beckmann., Müller-Hesselbach 2013, 26-28)* Es möchte in der Interaktion mit dem Pat. therapeutische Erfolge erzielen. Selbstständigkeit, Wohlbefinden und Wohlbefinden sollen gefördert und erhalten werden. Interaktion ist nach *(Menche, Bazlen, Tilman 2001,62)* die wechselseitige Beziehung und Kommunikation zwischen mehreren Personen Der Pat. soll darin unterstützt werden seine physiologischen Bewegungsabläufe wieder zu erlernen. Dies macht sich z.b. deutlich an dem Bewegungsablauf: Aufsetzen an die Bettkante….

2. Der Bewegungsablauf

2.1 Begriffserklärung, Prinzipien und Beschreibung der Ausgangslage

Der Pat. liegt in Rückenlage am rechten Bettrand. Hier wird zur besseren Lesbarkeit die männliche Form gewählt. Die Pflegeperson abgekürzt mit PP (hier die weibliche Form) führt eine hygienische Händedesinfektion nach *DIN EN 1500* durch. Dann klopft sie an die Tür des Patientenzimmers und wartet bis sie hereingebeten wird. Sie begrüßt den Pat. mit seinem Namen und führt eine Initialberührung an der li Schulter des Pat. mit der professionellen Hand durch. *Bei der professionellen Hand liegen alle Finger dicht beieinander, der Daumen liegt am Zeigefinger an und die Handinnenfläche bildet eine leichte Vertiefung. (graue Literatur, Mitschrift 11.11.13)* Die prof. Hand wird bei allen Bewegungsabläufen unter Fühl- und Führkontakt eingesetzt. Dieser Abschnitt stützt sich auf *(Nydahl, Bartoszek 2008,89-90)* denen zufolge ist eine Initialberührung eine Berührung, die am Anfang einer prof. Beziehung steht und die Interaktion zwischen PP und Pat. einleitet und beendet. Nach *den Autoren* kann der Pat. so aktiv Beziehung aufnehmen und **Begegnung** gestalten. Er wird in seinen Fähigkeiten unterstützt, kann Umweltkontrolle und Sicherheit erlangen *(Nydahl, Bartoszek 2008,89-90)*. *„Sie ist eine ritualisierte Begrüßung und Verabschiedung, durch die der Patient Respekt, Sicherheit und Vertrauen erleben kann." (Nydahl, Bartoszek 2008,89-90)* Weil der Begriff „Initial" nur vom Beginn der Tätigkeit, nicht aber vom Ende spricht wurde der Begriff „Berührungsgeste" von (Buchholz, Schürenberg 2003,82-84) geprägt. *„Alles wirkliche Leben ist Begegnung". (Buber 2002,15)*

Die Bewegungsanalyse nach *(Beckmann 2011)* wird durchgeführt. Der Pat. hat keine Kontrakturen, Spastik, Schmerzen oder Körperteilverschaltungen. Es handelt sich um einen altersentsprechend eingeschränkten Pat.

Folgende Prinzipien werden vorausgesetzt, da sie immer eingehalten werden müssen:

- **Vor dem Beginn der Bewegung Wachheit herstellen** - Initialberührung
- **Vor dem Beginn der Bewegung Beziehungsaufbau** - Initialberührung
- **Selbstständigkeit erhalten, fördern, fordern und zulassen-** immer analysieren welche eigenen Bewegungsmöglichkeiten der Pat. noch hat und erlernen kann

- **Den eigenen Körper immer wieder entspannen** - mit gebeugten Knien am Bett stehen
- **Tempo an die Fähigkeiten des zu unterstützenden Menschen anpassen-** jedem Pat. individuelles und zeitlich abgestimmtes Lernen ermöglichen
- **Sprach und Bewegungsanweisung synchronisieren-** Körperteilkommunikation durch Berührung und verbale K. gleichzeitig

Die anderen Prinzipien befinden sich in der Tabelle und zum Teil im Fließtext. Eine Auflistung aller Prinzipien ist dem Anhang zu entnehmen. Der Pat. liegt an der rechten (re) Bettkante. Sein Intimbereich ist durch einen zweiteiligen Schlafanzug geschützt. Die Bettdecke wird mit Einverständnis des Pat. entfernt. Sein Kopfkissen möchte er behalten. Es liegt max. bis zur Schulter an. Er möchte Unterstützung bei der Drehung auf die linke (li) Körperseite und anschließend zum Sitzen an der Bettkante kommen.

2.2 Die Aufstellung des Beines und Kopfdrehung in Bewegungsrichtung

Aufstellung des Beines:

-Der re Oberschenkel des Pat. wird in Suppinationstellung gebracht.

-Diesen Vorgang erreicht die PP, indem sie in kleiner Schrittstellung unterhalb der Kniehöhe des Pat. steht, beide Hände auf dessen Oberschenkelinnenseite legt und sich diagonal Richtung Kopfende des Bettes bewegt.

-Das Knie des Pat. beugt sich an und die re Ferse nähert sich dem li Bein.

-Die PP steht diagonal zum Fußende des Bettes und bewegt mit beiden Händen die Innenseite des re Pat. Unterschenkels indem sie eine rückwärtsgerichtete Bein-,Arm- und Schulterbewegung durchführt.

-Die Patientenferse bewegt sich zum Knie.

-Die PP steht seitlich zum Bett. Sie bewegt das re Knie des Pat. zu sich bis es aufrecht steht, indem sie ihr Gesäß in Richtung Boden bewegt.

-Der Pat. bekommt jetzt von der PP einen Impuls auf den Fußrücken durch leichten Druck.

Kopfdrehung in Bewegungsrichtung:

-Die PP bewegt den Kopf des Pat. auf die li Seite, Richtung Schulter. Diese Bewegung geschieht über den Führungspunkt Schläfe.

Hier treffen alle Prinzipien zu, außer:

-„**Körperteile werden über den Schwerpunkt gebracht**". Hier findet keine Schwerpunktverlagerung statt.

-„**Was bewegt wird, darf kein Gewicht zur Unterlage ableiten**". Der Kopf hat ständig Kontakt zur Unterlage.

2.3 Seitendrehung

2.3.1 Seitendrehung durch Armführung

-Der Kopf des Pat. wird wie beschrieben in Bewegungsrichtung gebracht.

-Das re Bein des Pat. wird wie vorher beschrieben aufgestellt.

-Der li Arm des Pat wird durch eine ausstreichende Führbewegung der PP von proximal nach distal bewegt und nimmt dabei eine Suppinationstellung ein.

-Der re Arm des Pat. wird unter Führkontakt auf den Brustkorb gebracht.

-Die PP legt den re Unterarm des Pat. auf ihren re Unterarm ab. Sie legt ihre linke (li) Handinnenseite auf das re Schulterblatt des Pat.

-Sie steht diagonal zum Bett in Schrittstellung und schaut Richtung Kopfende des Bettes. Sie beugt ihren Nacken und Brustkorb.

-Die PP bewegt ihr Gesäß Richtung Boden und führt somit eine Rhönradbewegung durch. *(praktische Übung/ Tutorium 28.11.13)*

-Die Schulterblattspitze re des Pat. folgt der Bewegung der PP Richtung Boden.

-Die PP führt gleichzeitig zur Rhönradbewegung eine Transversalkreisbewegung durch, indem sie sich halbkreisförmig vom Fußende des Bettes zum Kopfende bewegt. Ihr Gesäß geht dabei wieder Richtung Decke. *(praktische Übung Tutorium 28.11.13)*

-Der re Arm des Pat. wird durch diese Bewegung an die li Kopfteilseite des Bettes gebracht, wo er sich festhalten kann.

-*„Dabei wird der Brustkorb des Patienten nach oben (cranial = Richtung Kopf) gestreckt und die Schulterblattspitze nach vorne oben gebracht."* *(Beckmann 2000,92)*

Diese Methode der Seitendrehung wird favorisiert, da der Pat. sich hier mit der re Hand am Bett festhalten kann. Dies gibt ihm Sicherheit und fördert die Wahrnehmung und Selbstständigkeit. Bei Verletzungen im Schulterbereich ist es jedoch besser die Drehung über das Becken einzuleiten.

2.3.2 Seitendrehung über den Brustkorb

-Der Kopf des Pat. wird wie beschrieben in Bewegungsrichtung gebracht.

-Das re Bein des Pat. wird wie vorher beschrieben aufgestellt.

-Der li Arm des Pat. wird wie beschrieben in Suppinationstellung gebracht.

-Der re Arm des Pat. wird wie beschrieben auf dessen Brustkorb gebracht.

-Die PP steht in Schrittstellung und legt die re Hand des Pat. auf ihrer Brustkorbmasse ab.

-Sie legt ihre Hand auf das re Schulterblatt des Pat. und beugt sich nah über seinen Oberkörper. Ihr re Arm liegt auf dem Bett neben dem li suppinierten Arm des Pat.

-Sie führt ihr Gesäß Richtung Boden und leitet damit die *Rhönradbewegung* ein.

-Gleichzeitig führt sie die *Transversalkreisbewegung* durch wie oben beschrieben.

Auch hier treffen wieder alle Prinzipien zu, außer: „Was bewegt wird darf kein Gewicht zur Unterlage ableiten." Die Zehen (erst plantar, dann lateral haben ständig Kontakt zum Bett und der re Arm des Pat. wird durch die Brustkorbmasse der PP unterstützt. Die PP übernimmt quasi die Funktion der Unterstützungsfläche. **Diese Methode der Seitendrehung ist ebenfalls physiologisch, da sich der Pat. mit seinem re Arm an der Brustkorbmasse der PP orientieren kann und somit gefördert wird. Bei Schulterverletzungen empfiehlt sich die Beckendrehung.**

2.3.3 Seitendrehung über das Becken, ohne das aufgestellte Bein

-Der Kopf des Pat. wird wie beschrieben in Bewegungsrichtung gedreht.

-Der linke Arm des Pat. wird suppiniert. Der re auf den Brustkorb gebracht.

-*„Die Pflegeperson steht in kleiner Schrittstellung mit dem Gesäß in Richtung Fußende zeigend". (Beckmann 2000, 93)*

-*„Beugt sich soweit über den Patienten, bis ihre Hände aufliegen". (Beckmann 2000,93)*

-Die PP bewegt ihr Gesäß Richtung Boden. Ihre Hände gleiten über die re Beckenseite des Pat. bis diese entlastet ist.

-Sie wechselt ihre Richtung, steht am diagonalen Fußteil des Bettes und legt ihre Hände auf den Trochanter major des Pat.

-Die PP bewegt ihr Gesäß nach hinten unten und die Bewegung fließt über den kompletten Oberschenkel des Pat. diagonal zum Fußende.

-Der Pat. dreht sich dabei über seinen Schwerpunkt. Sein re Arm liegt leicht gebeugt über dem Linken. Sein li Arm liegt leicht gespreizt parallel zur Bettkante.

Alle Prinzipien treffen wieder zu, außer: „Was bewegt wird darf kein Gewicht zur Unterlage ableiten". Die Zehen bewegen sich von der plantaren zur lateralen Seite, haben aber immer Kontakt zur Unterlage. **Bei Verletzungen im Beckenbereich empfiehlt es sich die Drehung über den Brustkorb einzuleiten.**

Das re Bein nicht aufzustellen erscheint nicht physiologisch, kann aber sinnvoll sein wenn der Pat. starke Schmerzen im re Bein hat.

2.3.4 Seitendrehung über das Becken, mit dem aufgestellten Bein

-Der Kopf des Pat. wird in Bewegungsrichtung gedreht. Der re Arm wird auf den Brustkorb gebracht. Der li Arm wird suppiniert. Das re Bein wird aufgestellt.

-*„Die Pflegeperson steht in kleiner Schrittstellung mit dem Gesäß in Richtung Fußende zeigend"* (Beckmann 2000, 93).

-*„Das aufgestellte Knie des Pat. wird über das ausgestreckte Bein geführt".* (Beckmann 2000, 95)

- Die PP bewegt ihr Gesäß dabei nach hinten unten.

- Der Pat. folgt der Bewegungsrichtung der PP und bleibt dann in Seitenlage liegen.

Alle Prinzipien treffen zu außer: „Was bewegt wird, darf kein Gewicht zur Unterlage ableiten" Wie vorher erwähnt sind es wieder die Zehen.

Diskrepanz Buch Beckmann 2000 und Vorlesung WS 2013: Auf S. 94 wird das Bein nicht physiologisch aufgestellt.

2.4 Die Beine über die Bettkante bringen,

2.4.1 unter bilateraler Beinführung

Ausgangslage: Pat. liegt in Seitendrehung li, Kopf ist zur li Seite des Bettes gedreht

- *„Die Pflegeperson steht in Höhe der Knie des Patienten".* (Beckmann 2000, 95)

- Das re Bein des Pat. wird unter Führkontakt auf das Linke bewegt.

- Die Unterschenkel des Pat. werden ca. 90 Grad angewinkelt. Dabei legt die PP ihre re Hand auf die Unterseite des Patientenoberschenkels. Sie schiebt die Unterschenkel des Pat. mit ihrer li Hand Richtung dessen Gesäß.

- Nach *Beckmann* wird die fußendnahe Hand der PP mit der Handfläche zum Knie zeigend flach unter das untere Knie des Pat. geschoben *(Beckmann 2000, 96)*.
- Die PP beugt sich über den Oberschenkel des Pat. Sie steht dabei frontal zum Bett. Ihr Unterarm liegt auf der Matratze. Ihr Ellbogen liegt oberhalb der Kniekehle am Patientenoberschenkel an.
- Die PP bewegt ihr Gesäß nach unten und zum Kopfende, dabei zieht sie die Beine des Pat mit in ihre Richtung, bis diese fast Bodenkontakt haben. Ihr Gesäß geht dann wieder Richtung Decke.

Die Beinführung einzeln wird favorisiert, da sie dem physiologischen Aufstehvorgang entspricht. Es besteht sogar die Gefahr, dass es unter ballistischen, bilateralen Bewegungen zu einem Bandscheibenvorfall in der LWS kommen kann. Durch den „großen Hebel" beider Beine werden enorme Kräfte auf die LWS des Pat. übertragen. Deshalb trifft das Prinzip: „Physiologische Bewegungsabläufe anbahnen und zulassen" nicht zu. Ebenso das Prinzip: „Was bewegt wird, darf kein Gewicht zur Unterlage ableiten." Die laterale Seite des li Oberschenkels und Becken haben Kontakt zur Unterlage, obwohl sie bewegt werden.

Siehe Anhang Tabelle 3

2.4.2   mit einzelner Beinführung

Ausgangssituation: Der Pat. liegt auf der li Seite, wie beschrieben.

-*„Der unten liegende Unterschenkel wird angebeugt, um ein Zurückkippen des Beckens und Oberkörpers zu verhindern". (Beckmann 2000, 97)*

-Dann schiebt die PP ihre beiden ausgestreckten Hände zwischen die Innenseite der aufeinander liegenden Oberschenkel.

-Sie streckt ihre beiden Hände nach oben, um den re Oberschenkel des Pat. von sich wegzuschieben.

-Indem sie die Hände anschließend beugt, zieht sie den vorderen Oberschenkel zu sich.

-Die re Hand der PP liegt auf dem li Oberschenkel des Pat. Mit ihrer li Hand schiebt sie am Ballen des Patientenfußes (links) in ihre Richtung. Das Gleiche führt sie mit dem anderen Bein durch.

-Beide Beine bewegt sie solange, bis sie in einer 90 Grad Position sind.

-Dann bringt die PP das vordere Bein aus dem Bett durch Knieführung und ziehen am Fußballen. Anschließend wird das hintere Bein genauso aus dem Bett gebracht. **Hier treffen alle Prinzipien zu, außer: „Was bewegt wird, darf kein Gewicht zur Unterlage ableiten."** Begründung siehe bilaterale Beineinführung.

2.5 An der Bettkante aufsetzen

Ausgangssituation: Der re Arm des Pat. liegt in Flexion auf seinem li Unterarm. Der li Arm befindet sich in Extension und abduziert auf dem Bett. Sein Kopf und sein Becken befinden sich in Seitendrehung li. Beide Beine befinden sich außerhalb des Bettes.

-Die PP steht am Oberkörper des Pat. in kleiner Schrittstellung.

-Sie hebt mit ihrer li Hand den Kopf des Pat. im Bereich des li Parietallappens an und legt ihren re Unterarm unter seinen Kopf.

-Ihre rechte Hand legt sie auf die li Schulterblattspitze des Pat. Ihren re Oberarm beugt sie an dessen Stirn.

-Sie führt ihr li Ohr an die re Schulterblattspitze des Pat. Ihre linke Hand liegt auf der dorsalen re Brustkorbmasse des Pat.

-*„Sie setzt ihr Gesäß in Richtung Boden und Fußende in Bewegung". (Beckmann 2000,98)*

-Der Patientenoberkörper bewegt sich nach vorne in Richtung Boden. Dies ist eine *Rhönradbewegung. Der Begriff fehlt jedoch im Buch S.98 (Beckmann 2000, 98).*

-Die PP führt eine Rotationsbewegung zum Fußende des Bettes durch. Transversalkreisbewegung (fehlt ebenfalls im Buch).

-Die li Patientengesäßhälfte wird entlastet.

-Dadurch wird das Gewicht des Pat. auf den rechten Oberschenkel und die rechte Gesäßhälfte gebracht.

-Der Pat. kann sich (wenn möglich) auf seinen li Arm abstützen, während der Oberkörper sich aufrichtet.

-Das Gesäß der PP zeigt jetzt wieder Richtung Decke.

-*„Ist das Becken in Bewegung gekommen, kann es durch einen Druck nach hinten unten zur Matratze geführt werden". (Beckmann 2000,99)*

-Die PP übt diesen Druck an der Beckenschaufel aus.

-Der Pat. kann sich (wenn möglich) am Bettrand mit beiden Händen festhalten.

-Dann wird die Oberkörperstreckung eingeleitet, indem die PP ihre li Hand am Schwertfortsatz ansetzt und von distal nach proximal streicht. Die Wirbelsäule wird mit der re Hand von proximal nach distal ausgestrichen.

-Beide Füße stehen auf dem Boden im re Winkel. Auf den Fußrücken wird jeweils ein Impuls gegeben.

Hier treffen alle Prinzipien zu.

3. Ergebnis, Relevanz und Ausblick

Abschließend wird festgestellt, dass in den einzelnen Bewegungsabläufen *nicht immer alle Prinzipien zutreffen.* **„Körperteile werden nicht immer über den Schwerpunkt gebracht."** Nur dort, wo es auch wirklich zur Schwerpunktverlagerung kommt. **„Physiologische Bewegungsabläufe anbahnen und zulassen"** entspricht bei der bilateralen Beinführung keinem physiologischen Bewegungsablauf. Deshalb wird die Beinführung einzeln favorisiert. Das Bein wird bei der Seitendrehung über das Becken aufgestellt, wenn der Pat. hier keine Schmerzen im Bein aufweist. Der Kopf wird vorher immer in Bewegungsrichtung gebracht. Die Drehung über den Brustkorb oder die Armführung bieten dem Pat. mehr Sicherheit. Wenn Verletzungen im Schulterbereich bestehen bietet sich die Drehung im Becken an und umgekehrt. **„Was bewegt wird, darf kein Gewicht zur Unterlage ableiten."** Häufig haben die Ferse, die Zehen und der Kopf Kontakt zur Unterlage während dem einzelnen Bewegungsvorgang. Betrachtet man jedoch alle Prinzipien, von der Ausgangsstellung, über den kompletten Bewegungsablauf bis zur Endposition, *treffen alle Prinzipien zu.* Dieses Prinzip könnte auch auf alle Bewegungsunterteilungen zutreffen, wenn es lauten würde: *„Was bewegt wird, muss seine primäre Unterstützungsfläche verändern."* (Mitschrift Vorlesung, graue Literatur vom 11.11.2013)

Die Relevanz des Aktivitas - Konzeptes in der Pflegepraxis zeigt sich in den Inzidenzraten des Krankheitsbildes Apoplex. *„Aufgrund der zunehmenden Alterung der Bevölkerung wird bei gleich bleibenden oder nur sinkenden Neuerkrankungsraten die absolute Zahl von Schlaganfallpatienten in den nächsten Jahrzehnten deutlich steigen".* *(Heumann, Busse, Wagner, 2010, 334)* Hier setzt Aktivitas mit seinen Prinzipien an, z.B. **„Tonusregulierendes Arbeiten bei jeder Bewegung"** *„Bei der Arbeit mit Schlaganfallbetroffenen kommt der spastikreduzierenden Vorgehensweise besondere*

Bedeutung zu. Diese leicht in den pflegerischen Alltag einbaubare Techniken helfen die Beweglichkeit der Betroffenen und Selbstständigkeit um ein vielfaches zu erweitern". *(Breuckmann 2013, 2)* Die Pflegepersonen lernen im Aktivitas – Konzept ihre eigenen Bewegungsmöglichkeiten sinnvoll einzusetzen, z.B. **„Energie und Bewegungsrichtung müssen gleich sein."** Dies verhindert körperliche Schädigungen der Pflegepersonen, lange Krankheitszeiten und gesundheitsökonomische Schäden.

„So tragen Hebe und Tragearbeiten zu vorzeitigen Abnutzungserscheinungen des Stütz- und Bewegungsapparates des Menschen, die sich in Form von Rückenschmerzen äußern können bei". *(BAUA 2013,3)* Durch „Heben und Tragen" kommt es in der Pflege häufig zu Verletzungen. Nach der *Gesundheitsberichterstattung des Bundes* sind Bandscheibenschäden in der Gesamtbevölkerung stetig steigend *(GBE 2011, T1).* Hier grenzt sich das Aktivitas- Konzept deutlich ab: „Heben und Tragen" ist obsolet. *„Nach Aussagen der Pflegenden und Pflegebedürftigen nehmen die Zufriedenheit und das Wohlbefinden zu",* schreibt Breuckmann über Aktivitas. *(Breuckmann 2013, 1)*

Zur Datenerhebung wurde überwiegend graue Literatur verwendet, weil in wissenschaftlichen Datenbanken wie der *Virtuellen Fachbibliothek Sportwissenschaft* nur „sportliche Bewegungsabläufe" und die Bewegungsentwicklung beim Kleinkind zu finden waren. Die Fachzeitschriften und Bücher die gefunden wurden bieten keine Evidenz im Sinne von Metaanalysen. Sie stützen sich überwiegend auf Meinungen von Experten und klinisch anerkannter Autoritäten. Die meisten Artikel der wissenschaftlichen Datenbanken sind in englischer Sprache, worin die Grenzen der Ausarbeitung lagen.

Im Bereich der Beschreibung von physiologischen Bewegungsabläufen besteht weiterer Bedarf, damit diese in der Pflegeplanung individuell und therapeutisch fördernd auf die jeweiligen Pat. angepasst werden können. Auch die Begrifflichkeiten im Buch „Die Pflege von Schlaganfallbetroffenen" könnten ergänzt werden (Rhönrad, Transversalkreis, prof. Hand, Berührungsgeste). Aktivitas sollte auch neurobiologisch mit Hilfe von Computertomographie messbar gemacht werden, um die Anbahnung physiologischer Bewegungsabläufe beweisen zu können.

4. Literaturverzeichnis

1. BAUA (2013): Bundesanstalt für Arbeitsschutz und Arbeitsmedizin. Heben und Tragen ohne Schaden. URL: http://www.baua.de/de/Publikationen/Broschueren/A7.pdf?__blob=publicationFile (4.12.2013)

2. Beckmann, M.; Müller- Hesselbach, U. (2013): Wenig Aufwand- Große Wirkung. Aktivieren durch Sitzen im Bett. Heilberufe/ Das Pflegemagazin, 65(4) 26-28

3. Beckmann, M. (2013): Moodle M2-Interaktion. Pflegewissenschaftliche Grundbegriffe. Prinzipien des Aktivitas Pflege- Konzeptes. siehe Anhang. Graue Literatur.

4. Beckmann, M. (2011) : Tabelle Bewegung vom Fußende zum (sic) Seite Kopfende PP ferne Seite. Ausgeteilt in der Vorlesung am 11.11.13 in Modul 2. Graue Literatur.

5. Beckmann, M. (2011): Bewegungsanalyse (BWA) bei liegendem Bewohner siehe Moodle. Modul 2 / Interaktion WS 2013/14 Beckmann siehe Anhang. Graue Literatur.

6. Beckmann, M. (2000): Die Pflege von Schlaganfallbetroffenen nach dem Konzept der Aktivitas Pflege. Hannover: Schlütersche Verlag und Druckerei GmbH & Co. KG

7. Breuckmann, M. (2013): Uni Bonn. Aktivitas Pflege Konzept. URL: http://www.sitech.meb.uni-bonn.de/su/gesundheitsschutz/rueckenschule/cdraig/05-kon/infos/aktivitas.pdf (4.12.2013)

8. Buber, M. (2002). Das dialogische Prinzip. Gütersloh: Gütersloher Verlagshaus

9. Buchholz, T.; Schürenberg, A.(2003): Lebensbegleitung alter Menschen. Basale Stimulation in der Pflege. Bern: H. Huber Verlag

10. DIN EN 1500. Deutsches Institut für Normung. Hygienische Händedesinfektion.URL: http://www.din.de/cmd;jsessionid=ZXIAAHGAKACON106W3WUUTMH.3?languageid=de&workflowname=dinSearch (4.12.2013)

11. GBE (2011) : Gesundheitsberichterstattung des Bundes. Diagnosedaten der Krankenhäuser ab 2000-2011 Tabelle1. Sonstige Bandscheibenschäden M51

stetig steigend. URL: http://www.gbe-bund.de/oowa921-install/servlet/oowa/aw92/dboowasys921.xwdevkit/xwd_init? gbe.isgbetol/xs_start_neu/&p_aid=i&p_aid=76823637&nummer=702&p_sprac he=D&p_indsp=99999999&p_aid=1874302 (4.12.2013)

12. Graue Literatur Mitschrift Vorlesung 11.11.13

13. Heuschmann, P.U.; Busse, O., et al (2010): Kompetenznetz Schlaganfall. Schlaganfallhäufigkeit und Versorgung von Schlaganfallpatienten in Deutschland. URL: http://www.kompetenznetz-schlaganfall.de/fileadmin/download/news/heuschmann_zahlen_zum_schlaganfal l10.2010.pdf (4.12.2013)

14. Menche, N.; Baazlen, U.; Tilmann K. (2001): Pflege heute. Pflege als Interaktion. Jena: Urban & Fischer Verlag München

15. Nydahl, P.; Bartoszek, G. (2008): Basale Stimulation. Neue Wege in der Pflege Schwerstkranker. München: Elsevier Verlag

16. Praktische Übung Tutorium 28.11.13

Weitere Literatur:

-Deutsche Forschungsgemeinschaft. Virtuelle Fachbibliothek Sportwissenschaft. URL: http://www.vifasport.de/cgi-bin/vifasport.pl (5.12.2013)

-Wastl, P. (2013): Universität Düsseldorf. URL: http://user.phil-fak.uni-duesseldorf.de/~wastl/Wastl/Pruefung/06-BA-kurz.pdf (5.12.2013)

BEI GRIN MACHT SICH IHR
WISSEN BEZAHLT

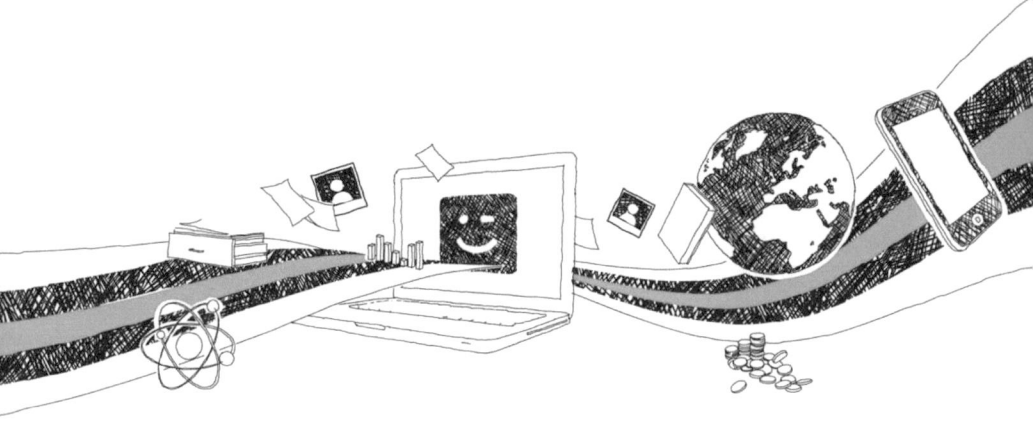

- Wir veröffentlichen Ihre Hausarbeit,
  Bachelor- und Masterarbeit

- Ihr eigenes eBook und Buch -
  weltweit in allen wichtigen Shops

- Verdienen Sie an jedem Verkauf

Jetzt bei www.GRIN.com hochladen
und kostenlos publizieren

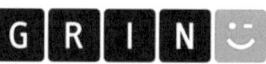